PUBLICATION DE LA GAZETTE DES EAUX

LES ANÉMIQUES

AUX EAUX DE LUXEUIL

PAR

Le Docteur CHAMPOUILLON

ANCIEN PROFESSEUR A L'ÉCOLE DU VAL-DE-GRACE

Commandeur de la Légion-d'honneur,
Officier de l'ordre impérial du Medjidié, de l'ordre des Saints Maurice
et Lazare, Chevalier de l'ordre de Saint-Ferdinand, etc.

PARIS — 1878

LES ANÉMIQUES

A LUXEUIL

PUBLICATION DE LA GAZETTE DES EAUX

LES ANÉMIQUES
AUX EAUX DE LUXEUIL

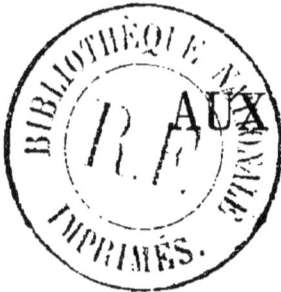

PAR

Le Docteur CHAMPOUILLON

ANCIEN PROFESSEUR A L'ÉCOLE DU VAL-DE-GRACE

Commandeur de la Légion-d'honneur,
Officier de l'ordre impérial du Medjidié, de l'ordre des Saints Maurice
et Lazare, Chevalier de l'ordre de Saint-Ferdinand, etc.

PARIS — 1878

LES ANÉMIQUES

A LUXEUIL

L'anémie est-elle une maladie nouvelle, une maladie à la mode, comme on se plaît à le répéter ? L'anémie engendrée par la misère ou par les maladies est évidemment aussi ancienne que le monde ; mais l'anémie de causes morales est un produit direct de la civilisation moderne et de notre genre de vie actuel, tout comme la décadence de notre espèce. Elle se développe parallèlement dans les classes inférieures et dans les classes les plus élevées de la société.

Elle commence dès l'enfance.

Il y a, en effet, deux choses que nous ne savons pas faire, en France, un homme et un mariage.

Sous quelque dénomination qu'on la dissimule, la vie des enfants dans les écoles, les couvents, les colléges est une véritable incarcération, et, comme toute incarcération, elle nuit à l'évolution et à la prospérité de l'organisme. La plupart des colléges de nos grandes villes sont encore aujourd'hui installés au sein de quartiers populeux et insalubres, dans de vieux édifices vicieusement distribués, à cours étroites, humides, dépourvues de lumière et d'horizon, plantées d'arbres souffre-

teux et de lugubre apparence. Là, les enfants, souvent mal
nourris, souillés par la malpropreté, passant 20 heures sur
24 dans l'atmosphère usée et impure des salles de classe et
des dortoirs, accablés par le fardeau d'études mal conçues,
surmenés comme on surmène la terre en la cultivant sans
discernement, ils s'épuisent et s'étiolent en quelques semaines. Et cela dure ainsi pendant sept ou huit ans, c'est-à-dire
pendant la période de la vie qui devrait être consacrée surtout à la culture des qualités physiques de l'homme.

Tout autre est le régime scolaire dans les institutions uni-
versitaires de la Grande-Bretagne. Les colléges y sont de
grandes villas, isolées, balayées par l'air pur des champs, en-
tourées d'immenses préaux pour les récréations : un tiers de
la journée est affecté aux exercices corporels qui alternent
avec les heures d'études. A l'âge de 18 ans, un Anglais est
peut-être moins instruit que nos jeunes gens, mais il est plus
robuste qu'eux.

A 18 ans, un Anglais se recueille et travaille sérieusement à
se faire une carrière ; à 18 ans, un Français, délivré des servi-
tudes du collége, se précipite dans le tumulte de la vie mon-
daine et y use le peu de vitalité qui lui restait.

C'est un spectacle dont j'ai toujours été navré que ce défilé,
devant les conseils de révision, des fruits secs de la population parisienne et notamment de la caste que la chronique des
tournois nous représente avec une anatomie de Titans. La
plupart de ces jeunes gens, je parle de ceux qui naissent et
qui vivent à Paris, se ressemblent par un extérieur piteux, un
corps grêle, allongé, fragile comme une tige qui manquerait
de ligneux, un teint blême, des lèvres mates, une peau flas-
que et transparente ; on dirait, à les voir, que la mort, quand
elle viendra, ne trouvera presque plus rien à détruire en eux.
Ce qui contribue surtout au délabrement de la constitution
chez les classes élevées de la société et diminue pour elles les

chances de longévité, c'est l'oisiveté et l'abus de la vie nocturne. En effet, mener dans le désœuvrement une existence
efféminée, au lieu de faire un emploi régulier de ses forces,
se dépenser dans des habitudes frivoles ou irrégulières, c'est,
pour la jeunesse, s'engager dans la voie la plus courte pour
arriver à une décrépitude prématurée et irrémédiable. Quel
est aujourd'hui, parmi les clients des mœurs modernes, celui
qui serait en état de porter une armure du temps de
François 1er ?

La vie oisive est une vie contre nature ; elle est incompatible
avec la santé. Voilà pourquoi Dieu a condamné l'homme à
gagner son pain à la sueur de son front.

Il faut reconnaître toutefois que les enfants privilégiés de
la fortune, cantonnés en province, soumis aux salutaires influences de la vie rurale, ne ressemblent en rien à leurs con-
génères des grandes villes.

Il importe de ne pas trop compter sur le concours de la
femme pour compenser l'usure de l'homme, améliorer la génération et prévenir la chloro-anémie, quand celle-ci remonte
aux sources altérées de la vie. D'abord parce que, en vertu de la
loi physiologique des ressemblances croisées, les filles tien-
nent du père plus que de la mère ; en général, leur constitution ne vaut pas mieux que celle des garçons. En second lieu,
parce que la femme des grandes villes subit le même abaisse-
ment, la même dégradation anatomique que l'homme et par
l'effet de causes, sinon semblables, du moins analogues.

Si, comme l'a fait remarquer un écrivain moderne, nos
œuvres sont merveilleuses, si tout grandit autour de nous
tandis que nos enfants seuls dégénèrent, cela tient, en partie
du moins, à ce que chez nous la femme oublie que sa destinée est la fonction maternelle et non point la recherche de
l'orthopédie à contre-sens.

J'ai partout été frappé de la beauté plastique, de l'élégance de formes, de la noblesse d'attitude chez les populations de l'Orient. Cette beauté proverbiale vient de ce que, chez les Orientaux, l'organe de la femme qui doit porter le germe d'un homme, le sein qui doit l'allaiter restent libres de toute entrave.

En France, les femmes ne s'habillent que pour se parer et pour être vues. Plus elles se soumettent aux tyrannies de la mode, moins elles sont aptes à marcher, à respirer, à digérer. Parvenir, au moyen de constrictions barbares, à pouvoir faire d'un bracelet une ceinture, laquelle ne devrait servir que de digue, telle est l'ambition de la plupart des jeunes filles. Et ce sont ces bustes laminés, amincis, déformés par des tortures volontaires, qui doivent contenir les générations futures !

Depuis que l'on vise au perfectionnement des espèces animales, on suit exactement la méthode des sélections, c'est-à-dire des croisements fondés sur des rapports d'âge, d'origine, de structure, de tempérament, etc. A la rigueur on ne saurait toujours procéder de la même sorte pour l'espèce humaine ; mais il est bien regrettable qu'on néglige absolument, dans les projets d'unions, la question des aptitudes physiologiques réciproques. Chez nous, le mariage se réduit bien souvent à une opération d'arithmétique, l'addition. Se marier, c'est épouser une dot et pour épouser une dot, on dépose sa photographie chez M. de Foy; puis, suivant ce qui se présente, on prend une scrofuleuse, une rachitique, une chloro-anémique, une poitrinaire, etc. Quel héritage qu'un pareil sang pour les générations qui devront en être formées !

Le mariage peut être assimilé à un enrôlement volontaire ; mais les jeunes personnes qui s'y engagent n'y sont pas portées toutes par une franche inclination pour la vie conjugale. Il en est pour lesquelles le mariage est une simple précaution prise contre la misère, et pour lesquelles le mari n'est qu'un être de rapport, qui n'est soumis ni à la gelée ni à l'inondation, qui doit produire en toute saison. Pour d'autres, se marier est le moyen de ne point encourir le ridicule et le mépris qui s'attachent, à tort ou à raison, à la qualité de *vieille fille*. Alors on lie aveuglément sa destinée à celle de quelque célibataire attardé, usé par les habitudes de la vie facile, qui, pour conserver ses restes, éprouve le besoin d'une compagne bien plus que d'une épouse. Les enfants qui naissent quelquefois d'une pareille union, réprouvée par la physiologie et la morale, vivent peu ou restent valétudinaires. C'est que deux séves destinées à se mêler ne peuvent fructifier sans avoir entre elles une analogie déterminée.

Dans les campagnes fertiles et salubres, on rencontre bien quelques cas de chlorose, mais les anémiques y sont très-rares, tandis qu'ils abondent dans les grands centres de population et dans les cantons manufacturiers. Ils y sont dus à l'ensemble des influences pernicieuses qui constituent la misère, telles que la mauvaise qualité des aliments, presque toujours altérés par la fraude, l'ivrognerie et la débauche précoces, l'insalubrité des ateliers. L'ouvrier se rencontre aussi avec des conditions spéciales d'étiolement dans son misérable logis, où l'espace est réparti à chaque individu, avec les avares dimensions des compartiments d'un nécessaire de voyage.

Il est surabondamment démontré aujourd'hui que les grandes agglomérations humaines ne sont favorables ni à l'évolution de l'organisme, ni à la santé, ni à la longévité. S'agit-il d'une cité comme Paris, les familles s'y éteignent à la quatrième génération; les immigrants y perdent promptement leur coloris et s'y détériorent profondément. Rien de ce qui vit dans un semblable milieu ne peut y prospérer ni s'y reproduire longtemps. Voilà pourquoi il faut, pour l'entretien de Paris, des hommes tout faits et des arbres tout venus.

En résumé, le véritable luxe de la population française,

celle qui orne et fortifie les contingents, qui perd le moins d'enfants en bas âge, qui compte le moins d'anémiques et de non-valeurs, qui élève le chiffre de la longévité moyenne, c'est la bourgeoisie, dans laquelle se retrempe quelquefois la noblesse par des alliances devenues nécessaires à divers points de vue. En effet, les mariages consanguins, contractés dans le cercle des familles aristocratiques où il n'est point coutume de se mésallier, offrent de sérieux dangers. On sait maintenant que ces alliances sont la souche ordinaire des enfants idiots, sourds-muets, épileptiques, scrofuleux, poitrinaires ou anémiques. C'est aussi par l'effet de la consanguinité que d'illustres familles se sont éteintes, comme les plantes qui meurent par l'épuisement du sol. La noblesse est l'ornement d'une nation. De grands noms rappellent de grandes choses ; il est utile, pour l'exemple, qu'ils se reproduisent et se perpétuent.

Ce qui se remarque tout d'abord dans l'aspect des sujets anémiés, c'est la teinte de la peau qui ressemble à de la cire blanche qui aurait vieilli, et sur laquelle le trajet des veines se dessine en lignes violettes ou bleuâtres, mais sans reliefs ; l'épiderme est habituellement écailleux, parce que la transpiration est à peu près nulle. La décoloration des muqueuses visibles est plus ou moins complète ; les mains et les pieds sont toujours glacés.

Le manque de plénitude absolue des vaisseaux sanguins et la mollesse de leurs parois favorisent la rapidité avec laquelle le cœur se vide : de là les bruits carotidiens, la fréquence des palpitations régulières ou tumultueuses qui précèdent quelquefois les défaillances et les syncopes assez fréquentes pendant la station verticale. Dans cette posture les syncopes sont dues à ce que le sang s'accumule et stationne dans les vaisseaux veineux des parties inférieures du corps ; elles sont dues en même temps à ce que les ganglions nerveux automoteurs, intra-cardiaques et rachidiens ne sont plus suffisamment irrigués par le sang.

Le pouls, dans l'anémie, est généralement grêle ou large, plein, mou, facile à comprimer; mais, chez les sujets nerveux, il y a de la brutalité, une sorte de fracas dans les mouvements du cœur : le pouls est fréquent et désordonné, des bouffées de chaleur montent tout à coup vers la face qui rougit et se couvre ensuite d'une légère moiteur. La fluidité anormale du sang favorise les saignements de nez, qu'il est quelquefois difficile de tarir. Les menstrues manquent souvent, ou bien elles sont d'un rendement misérable.

Une petite toux sèche, la facilité des essoufflements, même au repos, annoncent l'invasion prochaine de l'anémie.

On a dit avec raison que le sang est le modérateur des nerfs ; aussi, dès qu'il s'est appauvri, voit-on survenir tous les déréglements possibles du système nerveux. La diminution ou l'exaltation partielle de la sensibilité périphérique donne lieu à des paralysies locales, à des névralgies cutanées ou à des douleurs musculaires.

Les névralgies les plus communes chez les anémiques sont les névralgies sus-orbitaires, temporales, hémi-faciales, intercostales, iléo-lombaires, gastriques et utérines : ces névralgies sont quelquefois périodiques.

Les troubles nerveux qui dérivent de l'encéphale ou des organes des sens sont l'agitation nocturne, l'insomnie, les céphalalgies profondes ou péricraniennes, la migraine, ce supplice familier à tous les anémiques, des vertiges, quelquefois une somnolence irrésistible, des bourdonnements, des illusions et de la faiblesse de la vue, des perversions de l'odorat, des dépravations du goût auquel ne plaisent que les aliments d'une sapidité exagérée, et enfin les appétits bizarres.

Le rire, la mélancolie, l'hystérie, les impatiences, les emportements, les pleurs, les sanglots, les attaques de nerfs et les convulsions qui éclatent sans motif apparent sont autant de manifestations de l'état d'anémie pour lesquelles on est d'ordinaire cruellement avare d'indulgence. Il faut savoir pourtant qu'un état maladif explique bien des choses.

Les troubles survenus dans les fonctions du nerf grand-sympathique donnent lieu à des gastralgies suivies quelquefois de vomissements ; les digestions sont lentes, irrégulières, douloureuses, souvent flatulentes.

· Les dyspepsies, si communes chez les sujets anémiés, ne sont pas toujours de l'ordre chimique, car il n'y a ni manque ni altération des sucs gastriques, mais quelquefois une simple modification de l'influx nervo-moteur de l'estomac.

Les coliques de la constipation accusent habituellement une exagération de l'insensibilité ou un manque d'activité de l'intestin : le contact des matières sur la muqueuse ne produit plus l'impression qui doit se transmettre, par action réflexe, aux fibres motrices de l'intestin et aux muscles abdominaux. L'intestin demeurant inerte, les matières s'y accumulent et s'opposent à la sortie des gaz : de là, une sorte de tympanite, qui s'accompagne quelquefois de coliques, qu'il ne faut pas confondre avec celles de l'entéralgie.

Quand l'anémie est profonde et ancienne et que la dénutrition porte sur les couches du derme et les bulbes pilifères, il arrive souvent que les cheveux et les poils tombent.

Considérés au point de vue de l'anatomie histologique, tous les cas de chloro-anémie appartiennent ou à l'*oligaïmie* ou à l'*ay lobulie*.

L'*oligaïmie* consiste dans la diminution brusque ou progressive de *tous* les éléments du sang. Le plus souvent elle est accidentelle ; elle se produit alors à la suite de toutes les hémorrhagies abondantes et semblerait ne pas devoir leur survivre ; mais chez quelques personnes, les forces organiques paraissent si délicatement équilibrées, qu'après une perte de sang même modérée, la vitalité tombe brusquement ou décline à ce point qu'elle reste impuissante à se relever spontanément, et dès lors l'anémie est acquise.

L'oligaimie s'établit graduellement par le fait de l'inanition, de l'allaitement prolongé, des suppurations abondantes, de l'albuminurie, des pertes blanches et des sécrétions catarrhales excessives, des maladies du tube digestif ou de ses annexes capables d'entraver l'acte de la nutrition : telles sont les altérations des glandes gastriques à pepsine, les troubles nervoso-musculaires de l'estomac qui s'opposent au brassage des aliments, les influences morales qui accablent le système nerveux et l'appareil des nerfs viscéraux surtout.

L'*aglobulie* ou anémie globulaire est l'espèce la plus commune ; on la définit une diminution notable dans la proportion normale des globules rouges du sang. Étant donné, par exemple, qu'un millimètre cube de sang contient quatre millions de ces globules, aussitôt que ce chiffre s'abaisse, l'anémie se dessine ; s'il tombe à huit ou neuf cent mille, c'est la chlorose qui apparaît. Dans l'aglobulie, il y a non-seulement déchet dans le nombre des globules, mais ceux-ci sont en outre plus petits, comme déformés et privés en partie de la faculté d'exciter et de maintenir un certain degré de vitalité dans les tissus.

Les causes de l'anémie globulaire sont extrêmement nombreuses ; elles peuvent se répartir en trois groupes principaux.

A. Le premier groupe est celui des anémies par déperdition ; on nomme ainsi celle qui succède à l'oligaimie ou qui provient, comme elle, des hémorrhagies (menstrues exagérées, pourpre, scorbut, etc.).

L'appauvrissement du sang est inévitable à la suite des pertes blanches, des flux muqueux abondants, des suppura-

tions anciennes qui jettent hors de l'organisme une foule
d'éléments histologiques, notamment des corpuscules lym-
phoïdes destinés à se transformer en globules rouges. Avec
les exsudations séreuses, s'échappent aussi de la masse du
sang un certain nombre de principes minéraux et organiques.
C'est ainsi que la diarrhée séreuse élimine de notables quan-
tités de chlorure de sodium et d'albumine. Dans le liquide des
hydropisies, on trouve tous les éléments du sérum du sang
(albumine, graisse, urée, biliverdine, sels minéraux, très-peu
de fibrine). Le liquide de la pleurésie contient quelquefois du
pus : voilà pourquoi, dans ce cas, l'anémie est très-prononcée.

La maladie de Bright rend le sang plus séreux en en sépa-
rant une certaine proportion d'albumine ; elle crée ainsi une
des variétés de l'hydrémie.

La scrofule, même à son début et à plus forte raison lors-
qu'elle suppure, produit l'aglobulie en altérant la texture de
plusieurs séries ganglionnaires qui concourent au renouvel-
lement régulier des éléments plastiques du sang.

La tuberculose commence par employer et user les matériaux du sang pour la formation de *néoplasies*. Plus tard, quand
les tubercules suppurent, la déperdition augmente, particulièrement en albumine.

Dans la goutte comme dans le rhumatisme, l'irritation se
porte sur une masse de tissus connectifs, qui cessent alors de
fournir les leucocytes qui contribuent à alimenter la fonction
hématogène.

La diathèse cancéreuse produit les mêmes effets.

On sait que c'est dans les glandes lymphatiques, la rate et
le foie, que se forment les leucocytes, germes des hématies.
L'intégrité de ces organes est donc indispensable pour la production des globules sanguins : voilà pourquoi leur altération

par les miasmes, les virus, les poisons, conduit à l'anémie.

L'intoxication palustre fournit l'exemple le plus remarquable des cas d'aglobulie progressive ou rapide, par intoxication miasmatique. Sous cette influence, en effet, la rate ne fonctionne plus que d'une manière incomplète, et elle ne fournit dès lors qu'un contingent fort restreint d'hématies.

L'empoisonnement syphilitique produit une sorte d'anémie, en nuisant à la formation des leucocytes, par l'engorgement du système ganglionnaire ; le plomb et le mercure produisent des effets analogues, en troublant les sécrétions glandulaires de l'appareil digestif.

L'anémie se montre à peu près constamment dans le cours d'un très-grand nombre de maladies ; elle résulte de l'usure des matériaux du sang par la fièvre, la diète, les saignées, etc.

Il y a des anémies dyspeptiques amenées par l'inappétence habituelle, le manque de sucs gastriques, l'indolence de l'estomac, l'engorgement des viscères abdominaux, l'insuffisance de la bile et du suc pancréatique, la dilatation exagérée du pylore, les maladies de la matrice, la leucorrhée, la grossesse (68 fois sur 70), l'ivrognerie, l'abus du tabac à fumer, les chaleurs tropicales, etc.

B. Le sang ne se régénère et ne se maintient avec les conditions de vitalité qui lui sont propres que par le concours simultané des aliments et de l'air pur qui est lui-même un aliment. Que l'un ou l'autre de ces agents de réparation et d'entretien fasse défaut, on voit se produire l'anémie dite de *privation*.

Un aliment est insuffisant quand il ne répond pas aux besoins de la respiration et de la réparation plastique, c'est-à-dire quand il ne contient pas, tout à la fois et dans les proportions nécessaires, de l'azote, du carbone, des matières grasses, du fer et une certaine variété de sels minéraux. La condition essentielle du régime alimentaire est que les entrées soient égales aux sorties, c'est-à-dire aux dépenses, sinon il y a dépérissement : c'est ainsi que s'explique l'anémie du carême, par exemple.

L'air est le premier, le meilleur et le dernier de nos aliments, celui dont l'homme use à chaque minute de sa vie. Si l'air vient à être épuisé ou altéré par une cause quelconque, la fonction de l'hématose peut être sérieusement compromise quand le méphitisme est permanent.

La lumière solaire a une action toute spéciale sur la coloration des globules sanguins, comme sur la coloration des végétaux. Son absence ou son insuffisance habituelle est la cause d'une variété de l'aglobulie que l'on nomme l'*étiolement* et que l'on observe chez les ouvriers mineurs, les prisonniers et chez les personnes qui se consacrent à la vie nocturne.

Un Européen qui a fait un long séjour dans les pays chauds en revient presque toujours anémique, parce que dans les pays chauds l'hématose est peu énergique, le sang veineux prédomine sur le sang rouge ; il a peu de consistance. Le régime végétal, qui est une nécessité sous les latitudes méridionales, augmente encore l'insuffisance des hématies. Comme la sécrétion de la bile est très-active et très-abondante, la peau prend une teinte ictérique sous laquelle se dissimule souvent l'anémie. L'aglobulie des pays chauds peut résulter aussi des maladies du foie et de la dyssenterie, si communes dans ces régions.

C. Il y a une anémie *essentielle*, ainsi nommée parce que ses causes sont assez difficiles à saisir. Elle est ordinairement congéniale ; on la rencontre chez les personnes d'une complexion délicate, dépourvues d'énergie vitale ou en lutte continuelle avec les influences morales de nature débilitante.

Les femmes, en raison de leur tempérament généralement lymphatique, de leur genre de vie et de leur destinée physiologique, sont exposées à l'anémie bien plus que les hommes, dans la proportion de 9 sur 10.

La chlorose est le dernier degré de l'aglobulie. Elle est souvent héréditaire, mais les signes n'en deviennent visibles que vers l'âge de 5 à 12 ans. Quand elle est spontanée, elle dépend habituellement de fonctions nouvelles, telles que la puberté et l'ovulation ou de troubles ovariques. Il est rare qu'elle résulte, comme l'oligaimie, d'une hémorrhagie abondante. La chlorose est de sa nature très-tenace, elle peut durer toute la vie, ainsi que cela se remarque chez les crétins qui y sont très-sujets. Ce qu'il y a de singulier dans son apparition, c'est qu'elle se voit chez les riches comme chez les pauvres, et qu'elle naît en dehors des causes banales de l'anémie.

Dans la chlorose, il y a une diminution considérable du fer et des globules dans la composition du sang. Si chez une personne valide 1,000 grammes de sang contiennent 138 parties de globules, il ne s'en trouve plus que 96 chez les chlorotiques. La quantité de fibrine ne baisse pas sensiblement, mais la proportion de sérum peut s'élever de 790 à 820 grammes par litre.

La chlorose est souvent méconnue à son début, parce que les troubles fonctionnels apparaissent avant les signes extérieurs de la maladie. Ceux-ci consistent en une teinte verdâtre de la peau, la décoloration complète des muqueuses, une légère bouffissure de la face et des pieds, l'haleine forte, les urines très-peu minéralisées. Les anémiques sont presque toujours maigres ; les chlorotiques, au contraire, ont un certain embonpoint qui n'est qu'un luxe mensonger provenant d'une dé-

viation exagérée des matériaux assimilables de la digestion. L'air vif et pur finit par colorer les anémiques; il ne produit rien de semblable chez les chlorotiques.

On retrouve dans la chlorose tous les symptômes généraux de l'aglobulie.

En résumé, sous la dénomination banale *d'anémie*, il faut comprendre trois espèces morbides distinctes, quoique semblables en apparence, l'oligaimie, l'aglobulie et la chlorose. Il est à remarquer toutefois que l'aglobulie ancienne se confond souvent avec l'oligaimie, par une diminution, analogue dans les deux cas, des éléments solides du sang.

L'oligaimie accidentelle guérit presque toujours ; l'aglobulie peut guérir aussi par les eaux ferrugineuses de Luxeuil, mais elle est sujette à de faciles récidives, surtout chez les jeunes filles avant la puberté. On ne peut guère espérer, pour les chlorotiques, que des améliorations plus ou moins durables.

Traitement de la chloro-anémie par les eaux minérales de Luxeuil. — Les sources thermales de Luxeuil sont fort nombreuses; on en compte dix-sept. Au point de vue de leurs propriétés thérapeutiques, elles se partagent en deux classes principales : celle des eaux salines proprement dites, et celle des eaux ferrugineuses manganésiennes ; aucune d'elles ne contient de l'arsenic en proportion dosable. Nous n'avons ici nul besoin de cet agent, dont on se dispute ailleurs la possession avec une violence acharnée. C'est qu'aujourd'hui l'arsenic est devenu une affaire de mode, un objet d'engouement comme pour les jouets nouveaux, une véritable trouvaille pour les stations qui savent en tirer profit.

La catégorie des sources alcalines de Luxeuil, dites *savonneuses*, contient en moyenne et par litre 1 gr. 05 de substances minérales, parmi lesquelles se fait remarquer l'acide silicique. La source la plus richement titrée (celle des *Bénédictins*) ne donne que 1 gr. 15 de résidu solide.

Les sources alcalines appartiennent à la classe des *chlorurées sodiques*. Le chlorure de sodium figure, en effet, pour les deux tiers environ des principes salins qui entrent dans leur composition. On y trouve en outre de l'acide silicique, des carbonates de soude, de potasse, de chaux, de magnésie et du sulfate de soude, de l'acide carbonique et de l'azote. Ce dernier gaz, très-abondant (24,81 centimètres cubes) dans l'eau de la source des Dames, s'en échappe par intermittence, sous forme, soit de grosses bulles isolées, soit d'un véritable foisonnement. Il se dépose, et l'on peut recueillir dans les réservoirs ainsi que dans les tubes de captage une substance organique filamenteuse, d'une efficacité remarquable comme topique appliqué sur les ulcères atoniques.

Les sources dans lesquelles abonde le chlorure de sodium, sont celles des Fleurs (0,73), des Bénédictins (0,72), des Dames (0,71). Les plus riches en acide silicique sont celles du Grand-Bain (0,11), des Dames (0,09) et des Fleurs (0,07).

La température des dix-sept sources alcalines se mesure sur une échelle assez étendue, c'est-à-dire de 19° C. (fontaine d'Hygie) à 51° (source du Grand-Bain).

La source Eugénie et celle des Yeux sont à peu près froides.

Les eaux *ferrugineuses manganésiennes* proviennent de deux sources, celle du *Puits romain* et celle du *Puits du Temple* ; le fer et le manganèse, qui s'y trouvent à l'état de bicarbonates, donnent à l'analyse 0,02 de sesquioxyde de fer et 0,01 d'oxyde rouge de manganèse par litre, plus 0,50 pour la première et 0,43 pour la seconde de sels minéraux de même nature que ceux qui se trouvent dans les eaux alcalines.

Les eaux du Puits romain et du Puits du Temple, mélangées avant leur émergence, ont une température moyenne de 24° au griffon.

Une fois sorties du sol, les eaux ferrugineuses deviennent très-sensibles à l'air; dans la cunette souterraine qui leur sert de réservoir, l'acide carbonique est assez bien conservé, mais une partie de ce gaz s'échappe dès qu'il ne subit plus que la simple pression atmosphérique. En effet, de l'eau ferrugineuse exposée à l'air, dans un verre, se trouble en moins de deux heures, par la précipitation d'une partie de son fer et de son manganèse. Si la quantité de liquide est considérable, la décomposition est moins rapide. Il résulte de là que l'eau ferrugineuse consommée comme eau de table par les malades ne doit être puisée que peu d'instants avant le repas. Si, par une circonstance quelconque, l'eau ferrugineuse, au moment de la boire, avait déjà pris une teinte louche, on lui restitue aussitôt toute sa limpidité en y mêlant une ondée d'eau de Seltz : cet expédient la rend aussi plus facilement digestible.

Les eaux minérales de Luxeuil s'emploient en boissons, en bains de baignoires et de piscines, en douches sous les formes les plus variées. La source des Yeux est exclusivement usitée en lotions dans les cas de conjonctivite chronique.

Il manque à cette station une vaste piscine de natation pouvant contenir quarante ou cinquante baigneurs à la fois, et qui serait alimentée par les sources salines ou les sources ferrugineuses selon les besoins. Il y manque aussi un gymnase pour les jeunes gens.

On attribue généralement aux eaux salines de Luxeuil des

propriétés calmantes ; c'est par un vice de langage qu'on les qualifie de la sorte. Il n'y a point d'eaux minérales calmantes. Tout ce qu'il est juste de dire, c'est que celles de Luxeuil sont stimulantes, toniques et résolutives sans brutalité. Les sources ferrugineuses au contraire, employées pures, sont très-excitantes.

On a coutume de rapprocher, sous le rapport de leur composition et de leur action thérapeutique, les eaux de Plombières de celles de Luxeuil. C'est une erreur. Les eaux de Plombières ne contiennent, par litre, que 0,10 à 0,39 de principes minéraux, tandis que celles de Luxeuil en renferment jusqu'à 1 gr. 15. La proportion de chlorure de sodium est presque nulle dans les eaux de Plombières ; elle est de 0,50 à 0,75 dans celles de Luxeuil.

Ces deux stations sont trop près l'une de l'autre pour qu'il ne résulte pas de ce voisinage une rivalité absolument affranchie de scrupules. Luxeuil reçoit beaucoup d'enfants qui viennent s'y réconforter par des bains de piscine ferrugineux. J'ai connu un temps où chaque année, à l'ouverture de la saison, Plombières ne manquait pas de doter Luxeuil d'une épidémie de coqueluche, de rougeole ou de scarlatine, dans l'espoir de s'approprier une partie de ces jeunes clients, en intimidant les familles par cette petite supercherie.

Les sources salines de Luxeuil sont particulièrement consacrées au traitement : 1° des affections de la matrice et de ses annexes, telles que la mollesse et l'atonie du parenchyme utérin, avec ou sans hémorrhagies passives, la congestion, l'engorgement, les granulations, les érosions du col, le flux catarrhal utérin et la leucorrhée vaginale ; 2° des douleurs et des paralysies rhumatismales, de la paralysie *a frigore*, du rhumatisme articulaire chronique ; 3° des diverses espèces de dyspepsie gastrique ou intestinale, de la diarrhée chronique des pays chauds et des engorgements du foie sans lésion anatomique de l'organe; 4° de l'eczéma d'origine goutteuse.

Non-seulement la station de Luxeuil enregistre des succès à peu près constants contre les maladies des femmes, mais elle tient de ses sources ferrugineuses manganésiennes un élément d'efficacité toute spéciale, que nulle autre source, à l'exception de celle de Birkœnfeld, ne saurait lui disputer. On en obtient des effets particulièrement remarquables contre l'anémie, la chlorose et tous les malaises qui en dérivent, contre la débilité générale accidentelle ou congéniale, et contre certaines variétés de la stérilité. Le fer opère alors comme tonique local et comme agent chimique ou reconstituant. En effet, avec l'eau ferrugineuse en boisson, l'appétit et les fonctions de l'appareil digestif se raniment, la nutrition s'améliore, et l'organisme se ressent tout entier de ce travail de restauration physiologique. Comme agent chimique, le fer contribue à la production de la matière colorante appelée *hémoglobine*, dont il fait partie intégrante, à l'état de sesquioxyde, dans la proportion de 0,20 environ par litre de sang. C'est le fer, dit-on, qui fixe une partie de l'oxygène de l'air inspiré, pour transformer les globules blancs en globules rouges. Il joue ici, en quelque sorte, le rôle d'un *mordant*, comparable à celui de l'alun avec lequel on fixe certaines couleurs sur les étoffes.

C'est sur les globules rouges que porte surtout la dépréciation du sang, dans l'anémie et dans la chlorose. Dans les cas d'anémie profonde, le chiffre des globules rouges peut baisser de 6 à 1, et l'hémoglobine devenir huit fois moindre que dans l'état de santé. On sait que les globules rouges sont absolument indispensables au fonctionnement normal des organes, au même titre que les cellules vivantes pour les tissus; aussi, dès que l'hémoglobine s'est reconstituée chez les anémiques, on ne tarde pas à voir se calmer tous les déréglements du système nerveux. C'est donc moins par son

abondance que par ses qualités que le sang est le principe
de la vie et le régulateur de la santé.

Le manganèse a, sur la constitution chimique du sang, une
action identique avec celle du fer.

Dans l'anémie et dans la chlorose, le sang s'est appauvri
non-seulement en globules, mais aussi en principes minéraux, qu'il est indispensable de lui restituer. L'association
des sels alcalins au fer et au manganèse dans la composition
des eaux de Luxeuil répond merveilleusement à ce besoin.

L'anémie appelle le fer comme la fièvre intermittente le
sulfate de quinine. Toutefois, même à ce point de vue restreint, la médication ne se résume pas en une formule unique
et banale ; elle reste, jusqu'à un certain point subordonnée
à chaque cas individuel, surtout pour ce qui concerne les
pratiques balnéatoires.

La quantité de fer à absorber, chaque jour, par les malades
est minime : quelques centigrammes suffisent, même pour
un sujet adulte.

L'estomac est quelquefois molesté par le contact du fer ;
dans ce cas, il est prudent de diminuer la ration de l'eau et
même d'en suspendre ou d'en supprimer l'usage. Mais, au lieu
d'interrompre ainsi la cure, je réussis presque toujours
à pouvoir la continuer au moyen de l'un des expédients sui-
vants, qui consiste à mêler l'eau ferrugineuse prise au griffon
avec de l'eau de Seltz ou du *porter* ou une bière forte quelconque, ou bien à la sucrer avec le sirop d'écorce d'oranges
amères. Si l'estomac persiste dans une intolérance absolue, j'ai recours à la peau pour le suppléer, c'est-à-dire que je
fais prendre au malade un bain d'eau ferrugineuse à la température de 28 à 30 degrés et de la durée de vingt minutes seu-
lement. Dans un mémoire adressé à l'Académie de médecine,

j'ai démontré que l'eau ferrugineuse absorbée par la peau donne les mêmes résultats thérapeutiques que celle qui est prise par la bouche.

Il est quelquefois nécessaire de recourir aux boissons amères pour vaincre l'inertie qui rend l'estomac impropre à digérer l'eau ferrugineuse ; on peut arriver au même résultat, chez certains malades, au moyen d'un petit verre de vin d'Espagne ou d'une gorgée de cognac, ou encore avec un verre de l'eau de la fontaine d'Hygie. Quand il y a chez le malade, au début ou dans le cours de son traitement, un état saburral de la bouche ou de la constipation, un vomitif peut être très-utile; un purgatif ou quelques verres de la source des Cuvettes suffisent pour déblayer l'appareil digestif et lui rendre sa faculté d'absorption.

Les effets de l'eau ferrugineuse peuvent varier suivant les heures et le mode de leur emploi. Si l'on ne veut qu'utiliser leur action tonique et immédiate sur l'estomac, il faut les boire à jeun et au griffon même. Si, au contraire, on ne recherche dans le fer et le manganèse que les propriétés chimiques, on peut faire usage de l'eau pendant les repas.

Il arrive parfois, chez les femmes anémiques, que les eaux ferrugineuses manganésiennes manifestent leur action reconstituante par de la rougeur à la face, une sorte de lourdeur de la tête, une éruption d'acnés au dos et sur les joues ; ces manifestations pléthoriques se produisent du reste sans troubles fébriles ou autres et elles disparaissent avec la fin de la cure.

Chez quelques personnes d'un tempérament nerveux ou qui ont souffert autrefois d'une cystite, l'eau ferrugineuse, prise à la dose de trois ou quatre verres par jour, tourmente le col de la vessie et sollicite de fréquents besoins d'uriner. D'autres fois, les hémorroïdes se congestionnent, deviennent douleureuses et fluent abondamment.

Il n'est pas rare que l'usage de l'eau ferrugineuse rapproche les époques menstruelles ou en augmente l'abondance, mais cette irrégularité, qui préoccupe souvent les malades, est sans importance.

On dit que l'eau ferrugineuse noircit les dents ; je ne connais aucun exemple de ce genre d'avarie.

Il y a plusieurs espèces de bains consacrés au traitement de la chloro-anémie, à Luxeuil.

Bains de baignoires, ferrugineux purs ou *mixtes.*—Les bains d'eau ferrugineuse pure sont frais, très-excitants ; leur durée moyenne ne doit pas dépasser dix minutes. J'ai dit précédemment dans quelles circonstances ils peuvent être spécialement utiles.

Le bain mixte résulte du mélange, à parties à peu près égales, de l'eau ferrugineuse et de l'eau saline ; sa température est de 32 à 33 degrés, température qui ne se maintient guère à ce niveau, au delà de 15 minutes. Si le bain doit durer une heure, par exemple, les malades sont obligés de le réchauffer en faisant appel à l'eau saline, ce qui diminue progressivement la proportion de l'eau ferrugineuse.

Tous les robinets des bains ferrugineux sont munis des divers appareils de douches nécessaires à la spécialité des traitements. Là, comme dans tous les autres cabinets de l'établissement, les baignoires sont en grès fin et plongent en grande partie dans le sol, disposition qui en rend l'accès très-facile.

Les baignoires en pierre n'ont peut-être pas un aspect agréable à l'œil, mais elles ont le précieux avantage de conserver à l'eau du bain la stabilité de sa température : la teinte noire de leurs parois est due à un dépôt de manganèse.

B. *Bains ferrugineux de piscine.* — Ils sont tous mixtes, à eau courante et à température constante, ce qui permet d'en prolonger la durée pendant deux ou trois heures. Les piscines sont particulièrement le lieu de rendez-vous des enfants qui y restent et s'y récréent pendant des heures entières.

A quel âge les enfants peuvent-ils être soumis aux diverses pratiques de la cure ferrugineuse ? J'ai vu, je puis le dire, des enfants de tous les âges et de tous les types de la dégradation physique, se transformer sous l'influence des bains ferrugineux prudemment mitigés par l'eau alcaline. Je ne saurais trop rassurer, et dans les termes les plus formels, les médecins et les familles sur les dangers dont on menace les malades du jeune âge qui seraient mis en traitement aux thermes de Luxeuil.

Les bains de vapeurs, les douches froides, les douches écossaises et les irrigations vaginales fonctionnant avec un outillage irréprochable, rendent aux anémiques les plus grands services, lorsque leur concours est jugé nécessaire.

Il y a dans la cure thermale faite à Luxeuil, une période initiale caractérisée par quelques troubles fonctionnels dont se ressentent plus ou moins presque tous les malades. Vers le huitième jour, l'effet des eaux se manifeste par de l'inappétence, de la lenteur dans les digestions, de la mollesse dans les mouvements et une sorte d'épuisement musculaire, un besoin inaccoutumé de repos, de l'anxiété précordiale et épigastrique, de la tristesse, de l'hypochondrie, une grande susceptibilité nerveuse, de l'agitation nocturne avec insomnie, du découragement, la crainte d'une aggravation de la maladie et le désir de quitter une station évidemment mal choisie.

Il y a souvent de la constipation durant cette première période; les cas de fièvre thermale y sont assez rares. L'urine des goutteux et des rhumatisants charrie quelquefois des sédiments de sable rouge (acide urique).

Bientôt une détente se produit, et toutes les fonctions reprennent un nouvel élan qui rassure et réconforte le malade.

Les distractions sont particulièrement profitables aux anémiques ; elles rehaussent la vitalité et lui donnent de l'expansion. Certes Luxeuil n'a pas l'animation de Vichy ou de Luchon ; cela tient beaucoup plus à la nature des maladies qu'on y traite qu'à la localité elle-même. Il serait bien facile de faire de Luxeuil l'une des plus agréables de nos stations. L'initiative des habitants s'y est essayée plus d'une fois, mais n'y a jamais réussi que dans une certaine mesure. Le concours et les largesses du gouvernement, à qui appartiennent les Thermes, qu'il exploite et dont il bénéficie, seraient ici absolument nécessaires, mais il n'y faut pas trop compter ; quand l'État se fait caissier, c'est généralement pour recevoir.

La station de Luxeuil est restée longtemps dans les tons modestes de la renommée; mais depuis quelques années, sa vogue est en progression. Elle ne doit cette faveur ni à l'intervention de l'Etat, ni aux appels du charlatanisme, ni enfin à la publicité de mauvais aloi; son succès est dans la logique des faits.

Entre la simple ébauche de l'anémie et la chlorose confirmée, il y a une foule de nuances et de formes intermédiaires contre lesquelles les moyens d'action doivent être mis en œuvre avec sagacité et persévérance. L'emploi du fer peut être utile pour tous les cas ; pour quelques-uns il est indispensable, mais les résultats demeurent naturellement subordonnés aux qualités chimiques du remède.

Les eaux ferrugineuses abondent partout en France : excepté celles de Lamalou et de Luxeuil, toutes sont froides et péniblement digestibles. On ne peut d'ailleurs les employer en bains qu'à la condition d'y mêler de l'eau chaude, ce qui nuit singulièrement au degré et à la valeur de leur minéralisation. Les sources de Luxeuil contiennent seules du manganèse, c'est-à-dire le plus puissant agent d'oxygénation du sang ; aussi donnent-elles, pour le traitement de l'anémie, tous les résultats chimiques que la théorie promet en leur nom.

Les sources ferrugineuses de Vals, de Vichy et de Royat, surchargées de bicarbonate de soude, sont beaucoup plus nuisibles qu'avantageuses pour les malades atteints d'aglobulie.

Il est démontré par l'observation journalière qu'aucune préparation martiale des officines ne peut remplacer les eaux minérales naturelles, dans lesquelles le fer se trouve associé au manganèse et à une certaine proportion de principes salins.

L'amélioration obtenue dans l'état des anémiques, soumis à l'usage des eaux ferrugineuses manganésiennes, s'arrête quelquefois et ne peut franchir certaines limites. Si l'on recherche la cause de ce temps d'arrêt, on la trouve presque toujours dans la concommittance d'une lésion organique méconnue jusque-là ou bien dans une prédisposition latente à la phthisie. Il est naturel que l'anémie résiste tant que la maladie, dont elle n'est que l'un des symptomes, n'aura point disparu elle-même. D'autre part, on ne saurait compter non plus sur une guérison durable, quand les malades retombent au pouvoir des causes qui ont produit l'anémie.

On ne change pas toujours l'état constitutionnel d'un malade en trois semaines de traitement ; il est donc absurde de limiter à 21 jours la durée absolue de la cure pour tous les anémiques indistinctement, d'autant plus qu'à Luxeuil la saturation minérale est toujours très-tardive. Il est assez rare qu'une seule saison suffise pour obtenir une guérison complète et définitive ; il est souvent nécessaire de renouveler le traitement l'année suivante. C'est aussi une sage précaution que de continuer chez soi, même après une cure heureuse, l'usage de l'eau ferrugineuse, à la dose d'un verre tous les deux jours, pendant six semaines ou deux mois.

On ne doit demander aux thermes de Luxeuil que ce qu'ils peuvent fournir. Il est bien facile de comprendre que, contre l'anémie symptomatique de l'intoxication saturnine ou mercurielle, de la scrofule ou du vice cancéreux, l'eau ferrugineuse restera impuissante.

On trouve, dans les pratiques de l'hygiène, des accessoires précieux ou des moyens complémentaires de traitement pour la guérison de l'aglobulie. C'est ainsi que le séjour au bord de la mer, qu'un voyage en Suisse ou dans les Vosges permet au malade de se fortifier au contact des deux modificateurs les plus puissants de l'organisme humain, l'air pur et la lumière solaire.

Ce que je préfère par-dessus tout, c'est le régime de la vie rurale, quand il est possible, avec les exercices corporels qui permettent à la pléthore nerveuse de s'épuiser. L'appétit et le sommeil sont, dit-on, la récompense ordinaire du travail ; c'est avec le sommeil et l'appétit qu'un valétudinaire regagne la vitalité et les forces qu'il a perdues.

On a dit que l'air est le meilleur de nos aliments. Si l'air pur est utile pour tout le monde, il est particulièrement nécessaire aux anémiques, surtout à ceux qui en ont été privés pendant longtemps : la lumière solaire leur est plus indispensable encore. L'air des montagnes, généralement pur, sec et vif, stimule l'appétit, active la digestion ainsi que les combustions de nutrition, rétablit et perfectionne la fonction de l'hématose et finit quelquefois par effacer tous les signes de l'anémie. C'est par une certaine analogie d'action que le bain d'air comprimé peut avoir, dans le traitement de l'aglobulie, une efficacité physiologiquement justifiée.

Il est bon que ceux qui l'ignorent, apprennent que la ville de Luxeuil contiguë aux premiers chaînons des Vosges, environnée de forêts immenses dans lesquelles sont ménagées de nombreuses promenades ombragées, ne le cède en rien, quant aux qualités de l'air, aux contrées de la Suisse que fréquentent aujourd'hui certains valétudinaires qui ont besoin de refaire du sang.

C'est une opinion généralement accréditée que le mariage est le remède de la chloro-anémie ; j'avoue que je serais bien plus disposé à l'interdire qu'à le conseiller. C'est, en effet, un triste apport qu'un caractère fantasque, inégal, toujours lacrymant, incompatible avec les relations sociales ; qu'une santé continuellement troublée par des névralgies, des maux de tête, des digestions incertaines, des pertes blanches et une foule d'autres malaises.

D'ailleurs, le but même de la vie conjugale n'est pas toujours rempli dans ces sortes d'unions : ou la femme demeure stérile, ce qui est le cas le plus ordinaire, ou elle donne le jour à des enfants qui seront eux-mêmes des non-valeurs pour l'avenir de la race.

Il est donc toujours prudent, avant de destiner au mariage une jeune fille anémique, de la soumettre à une cure d'eau ferrugineuse.

Les conclusions à tirer de tout ce qui précède peuvent se résumer dans les propositions suivantes :

Les eaux ferrugineuses manganésiennes de Luxeuil sont simplement utiles dans les cas d'oligaimie. Elles sont d'absolue nécessité quand l'aglobulie dépend de la dyspepsie gastro-intestinal, d'une affection chronique de l'utérus ou de ses annexes, de pertes blanches, d'une exagération des sécrétions muqueuses ou séreuses, de la fièvre intermittente ou de la dysenterie des pays chauds, de l'engorgement des viscères abdominaux, de la scrofule, du rhumatisme articulaire chronique. Elles sont d'une efficacité incomparable lorsque l'anémie est, comme chez les enfants, liée à la débilité générale, congéniale ou accidentelle.

Toutes les autres variétés de l'anémie, ce qu'on appelle les cas légers, peuvent s'améliorer ou guérir, par un simple changement de milieu ou d'habitudes, par les eaux ferrugineuses froides, les bains de mer, l'hydrothérapie, la vie en plein air, les distractions convenablement choisies et mesurées.

Les succès obtenus à Luxeuil, contre l'anémie, pouvant n'être que temporaires, il est prudent, pour en assurer et en consolider la durée, de les faire suivre d'une saison de bains de mer ; il vaut mieux encore pour les malades, qu'ils passent l'hiver dans l'une des stations méridionales riveraines de la Méditerranée, car l'anémie peut n'être que le prélude de la phthisie.

Je viens de faire connaître les conditions et le degré d'efficacité des eaux ferrugineuses de Luxeuil dans les cas d'anémie ; j'aborderai plus tard la question de leur emploi dans le traitement des maladies des femmes et de la stérilité.

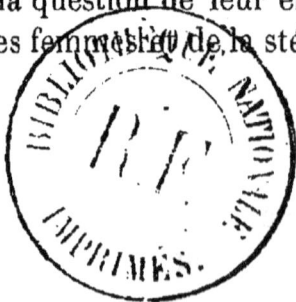

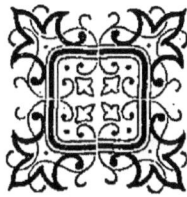

PARIS. — Imp. GAUTHIER-VILLARS, 55, quai des Grands-Augustins.

www.ingramcontent.com/pod-product-compliance
Lightning Source LLC
Chambersburg PA
CBHW070713210326
41520CB00016B/4330